BEI GRIN MACHT SICH IHR WISSEN BEZAHLT

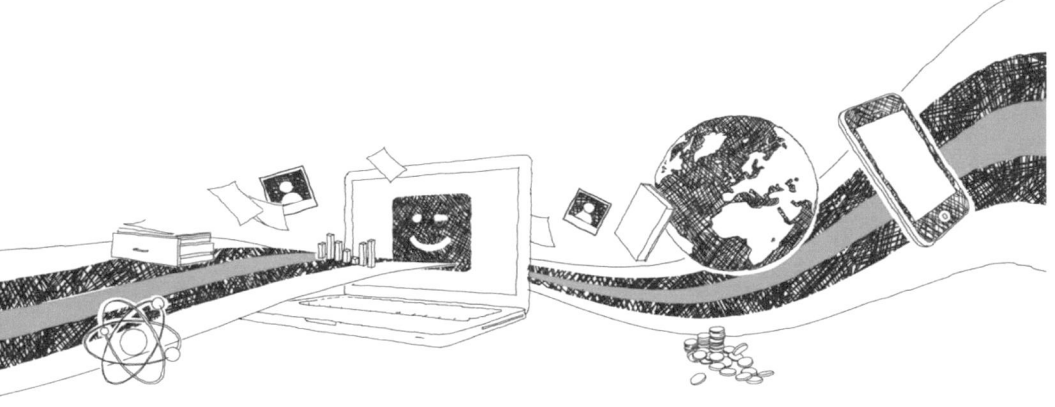

- Wir veröffentlichen Ihre Hausarbeit, Bachelor- und Masterarbeit
- Ihr eigenes eBook und Buch - weltweit in allen wichtigen Shops
- Verdienen Sie an jedem Verkauf

Jetzt bei www.GRIN.com hochladen und kostenlos publizieren

Bibliografische Information der Deutschen Nationalbibliothek:

Die Deutsche Bibliothek verzeichnet diese Publikation in der Deutschen Nationalbibliografie; detaillierte bibliografische Daten sind im Internet über http://dnb.d-nb.de/ abrufbar.

Dieses Werk sowie alle darin enthaltenen einzelnen Beiträge und Abbildungen sind urheberrechtlich geschützt. Jede Verwertung, die nicht ausdrücklich vom Urheberrechtsschutz zugelassen ist, bedarf der vorherigen Zustimmung des Verlages. Das gilt insbesondere für Vervielfältigungen, Bearbeitungen, Übersetzungen, Mikroverfilmungen, Auswertungen durch Datenbanken und für die Einspeicherung und Verarbeitung in elektronische Systeme. Alle Rechte, auch die des auszugsweisen Nachdrucks, der fotomechanischen Wiedergabe (einschließlich Mikrokopie) sowie der Auswertung durch Datenbanken oder ähnliche Einrichtungen, vorbehalten.

Impressum:

Copyright © 2019 GRIN Verlag
Druck und Bindung: Books on Demand GmbH, Norderstedt Germany
ISBN: 9783668966710

Dieses Buch bei GRIN:

https://www.grin.com/document/489392

Johanna Kiniger

Einführung in das Betriebliche Gesundheitsmanagement

GRIN Verlag

GRIN - Your knowledge has value

Der GRIN Verlag publiziert seit 1998 wissenschaftliche Arbeiten von Studenten, Hochschullehrern und anderen Akademikern als eBook und gedrucktes Buch. Die Verlagswebsite www.grin.com ist die ideale Plattform zur Veröffentlichung von Hausarbeiten, Abschlussarbeiten, wissenschaftlichen Aufsätzen, Dissertationen und Fachbüchern.

Besuchen Sie uns im Internet:

http://www.grin.com/

http://www.facebook.com/grincom

http://www.twitter.com/grin_com

Fallaufgabe 6
„Betriebliches Gesundheitsmanagement"

P-BEGES01
28.04.2019

Erstellt von: Johanna Kiniger

Inhalt

1. BGM 3
   1.1. Der Nutzen des BGM 3
   1.2. Gesundheitstag 4
   1.3. BGF-BGM 4
   1.4. Public health action circle (gesundheitspolitischer Aktionszyklus) 5
2. Förderung der psychischen Gesundheit der Mitarbeiter/innen 6
3. Kooperation mit der Personalabteilung 9
4. Bonussysteme zur Verringerung des Krankenstandes 9
5. Multiplikatoren im Unternehmen 9
   5.1. Vorrangiges Ziel des Konzeptes „Multiplikatoren im Betrieb" 10
   5.2. Drei Vorteile von Multiplikatoren-Konzepten 10
6. Betriebliches Eingliederungsmanagement 10
   6.1. Gesetzliche Grundlage für das betriebliche Eingliederungsmanagement 10
   6.2. Das betriebliche Eingliederungsmanagement bei Menschen mit psychischen Erkrankungen 11

7. Arbeit und Gesundheit 12
   7.1. Zusammenhang Arbeit und Gesundheit 12
   7.2. Networking 13
Literaturverzeichnis 14

Der Geschäftsführer eines bundesweit tätigen Versicherungsunternehmens mit insgesamt 4.000 Mitarbeitern an neuen Standorten, steht dem Thema „Betriebliches Gesundheitsmanagement" kritisch gegenüber. Seine Erfahrungen beziehen sich vor allem auf die im Unternehmen durchgeführten Gesundheitstage. Diese wurden von der Personalabteilung organisiert und brachten nicht den gewünschten Erfolg. Die Referentin für Gesundheitsmanagement erhält nun den Auftrag, die Geschäftsführung zu beraten und in einem Gespräch den Geschäftsführer vom Nutzen des BGM zu überzeugen (Bathen, 2017, S.3f)

1. BGM

1.1. Der Nutzen des BGM

- Doppelsieg- Situation und längerfristige Kosteneinsparungen für das Unternehmen

  Das BGM kann für ein Unternehmen als Doppelsieg- Situation verstanden werden, nachdem alle Beteiligten einen Nutzen davon haben. Einerseits profitieren die Mitarbeiter/innen davon, weil sich ihre Gesundheit verbessert und sich ihr Wohlbefinden steigert, andererseits profitiert aber auch das Unternehmen durch Kosteneinsparungen längerfristig zeigen werden (vgl. Rimbach, 2017, S.5).

  Die Kostensenkung kann beispielsweise durch die Reduzierung der Arbeitsunfälle und Arbeitsunfähigkeit, durch die Steigerung der Arbeitsproduktivität oder die Senkung der Lohnnebenkosten erfolgen (vgl. Bienert, 2011, S.35).

- Qualitätssteigerung und Gewährleistung der Arbeitsabläufe

  Krankheitsbedingte Fehlzeiten werden reduziert und dadurch können Arbeitsabläufe gewährleistet werden (vgl. Rimbach, 2017, S.9). Folglich steigt die Qualität in der Produktion und bei den Dienstleistungen (vgl Bienert, 2011, S.35). „Erfolgreiches Arbeiten= Qualifizierter& Motivierter & Flexibler & Gesünder." (Uhle T.; Treier M. 2015, S.8)

- Imageverbesserung durch soziale Ziele bedingt Fachkräfte- Nachwuchskräftesicherung

  Durch das Verfolgen von sozialen Zielen wie beispielsweise die Erhöhung des Wohlbefindens der Mitarbeiter/innen, die Verbesserung des Arbeitsklimas oder durch ressourcenorientiertes gesundheitsorientiertes Führungsverhalten kann sich das Image des Unternehmens verbessern und die Fachkräfte- bzw. Nachwuchskräftesicherung unterstützt werden (vgl. Bienert, 2011, S.35).

1.2. Gesundheitstag

Die Referentin für Gesundheitsmanagement erklärt im Gespräch mit dem Geschäftsführer, weshalb kein monokausaler Zusammenhang zwischen der Senkung der Krankenquote und dem Gesundheitstag besteht. Zugleich erläutert sie auch die Wirkung von Gesundheitstagen als präventive Maßnahme (vgl. Bathen, 2017, S.3 f.).

„Im öffentlichen Sektor sind Gesundheitstage eine beliebte Herangehensweise, um Gesundheitsthemen in der Organisation zu lancieren." (Uhle T.; Treier M. 2015, S.47). Gesundheitstage dienen vor allem der Prävention und haben beispielsweise die Funktion, die Mitarbeiter/innen des Unternehmens über Gesundheitsthemen zu informieren, sie zu sensibilisieren, ihre Gesundheitskompetenz zu vertiefen oder die Bediensteten zur Selbstreflexion, Selbstverantwortung usw. zu motivieren. Die Mitarbeiter/innen sollten außerdem dazu bewogen werden, das eigene Verhalten und die persönlichen Ressourcen zu überdenken oder an Organisationsentwicklungsprozessen und gesundheitsfördernden Maßnahmen im Betrieb zu partizipieren. Zwischen Senkung der Krankenquote und dem Gesundheitstag besteht kein monokausaler Zusammenhang und die Wirkung ist nicht sofort und/oder nicht immer erkennbar und messbar.

1.3. BGF-BGM

Die BGF (Betriebliche Gesundheitsförderung) konzentriert sich auf den Auf- und Ausbau der persönlichen und betrieblichen Ressourcen oder Gesundheitspotenziale. Dies vollzieht sich durch verhaltens- und verhältnispräventive Maßnahmen im Betrieb. Die BGF legt den Fokus hierbei auf die Gesundheit der Angestellten auf dem Arbeitsplatz und die Steigerung des Wohlbefindens. Die Bediensteten partizipieren bei der Planung und Durchführung der Maßnahmen (vgl. Rimbach, 2017, S.77). Eine Maßnahme im Bereich Betriebliche Gesundheitsförderung könnte beispielsweise die zeitlich begrenzte Durchführung von Workshops zum Thema „Gesunder Rücken" sein, wobei die Teilnahme freiwillig ist.

Das BGM (Betriebliche Gesundheitsmanagement) befasst sich vorausschauend mit der Entwicklung und Umsetzung von nachhaltigen gesundheitsförderlichen Strukturen und Prozessen in Betrieben. Die Managementprozesse werden bewusst geplant, gesteuert, integriert und evaluiert. Koordination, Organisation und Kontrolle von Ressourcen gehören auch zu den Managementaufgaben (vgl. Rimbach; Wattendorff, 2011, S.86). Eine Maßnahme des BGM könnte die Einführung eines lebensphasenorientierten Arbeitszeitmodelles sein, wie die Wochenzeitverkürzung ab 55, Homeoffice, Sabbaticals oder flexible Arbeitszeiten. Auch die ergonomisch richtige Gestaltung der Arbeitsplätze (Stühle, Tische usw.) fällt in den Zuständigkeitsbereich des BGM.

Uhle T. sagt zur Begriffsunterscheidung der BGF und des BGM, dass in vielen Meetings und Workshops deutlich wird,

> „[…] dass die bewusste Trennung zwischen den Handlungsfeldern in der Praxis sowohl inhaltlich als auch sprachlich zunehmend aufgehoben wird. Die Trennlinien verschwimmen in Anbetracht der komplexen Herausforderungen, denen Insellösungen nicht mehr gerecht werden." (Uhle T.; Treier M. 2015, S.38)

1.4. Public health action circle (gesundheitspolitischer Aktionszyklus)

Der public health action circle (gesundheitspolitischer Aktionszyklus) stellt den „idealtypischen BGM-Prozess dar" (Rimbach, 2017, S.17). Nach der Analyse der Ist-Situation, die über Gespräche mit Mitarbeitern/innen, Fragebögen, Arbeitsplatzbegehungen usw. erfolgen kann, werden die Maßnahmen geplant. Hierzu gehören unter anderem das Definieren der Ziele, die Zeitplanung, die Öffentlichkeitsarbeit oder die Festlegung des Budgets. Dann folgen die Durchführung der Maßnahmen und die Evaluation. Der Prozessverlauf wird von einem Steuerungsgremium angestoßen, verfolgt und gelenkt. Hierzu gehören die Kernprozesse Analyse und Prozessdefinition, die Maßnahmenplanung, die Auswahl und Aushandlung, die Umsetzung und Intervention, verhaltens- und verhältnisorientierte Maßnahmen, die Evaluation und Wirkungskontrolle sowie die Bewertung der Zielerreichung. Jeder zyklische Prozessverlauf sollte im Hinblick auf Nachhaltigkeit nicht einmalig sein, sondern weiteres planvolles Handeln im Betrieb erleichtern und begünstigen und eine fortwährende Organisationsentwicklung und Lernspirale anstoßen (vgl. Rimbach, 2017, S.17 f.).

2. Förderung der psychischen Gesundheit der Mitarbeiter/innen

Grob skizzierte Vorgangsweise

Zeitlicher Rahmen	Projektphase nach dem public health action cricle	Konkrete Maßnahmen, Aufgaben, nächste Schritte
Monat 1-8	Analyse	1. Steuergremium trifft sich in regelmäßigen Abständen 2. Aufgabenzuteilung im Steuergremium 3. Ausarbeitung einer Kommunikationsstrategie 4. Auswahl der Analyseinstrumente 5. Ausarbeitung eines Fragebogens zur psychischen Gesundheit und zum Wohlbefinden der Mitarbeiter/innen und Festlegung eines zeitliches Rahmens 6. Planung eines Gesundheitstages zum Thema: Psychische Gesundheit 7. Altersstrukturanalyse 8. Ermitteln von gesundheitsförderlichen Ressourcen 9. Auswertung der Analysen im Steuergremium 10. Kommunikation der Ergebnisse
Monat 3-16	Feinplanung	1. Regelmäßige Treffen der Steuergruppe 2. Ableitung von Konsequenzen 3. Formulierung der SMART-Ziele 4. Ausbau der Netzwerkarbeit 5. Zusammenarbeit mit externen

		Experten ((Vorträge, Workshops usw.)
6. Planung von kostenfreien Aktivitäten mit externen Anbietern (z.B. Yoga, Übungen zur Stressbewältigung, Stärkung der Lebenskompetenzen, Sport, Achtsamkeitsübungen, Lachyoga)
7. Erarbeitung kostenfreier verhaltensorientierter Maßnahmen
8. Schulung von Multiplikatoren für psychische Gesundheit
9. Schulung für die Geschäftsführung (z. B. Kommunikation, psychosoziale Beratung, Resilienz, Verbesserung der Führungskompetenzen usw.)
10. Planung der Öffentlichkeitsarbeit
Monat 3-22	Umsetzung	1. Regelmäßige Treffen des Steuergremiums mit Absprachen
2. Transparenz in der Umsetzung und kontinuierliche Rückmeldung an die Belegschaft
3. Fortlaufende Partizipation der Mitarbeiter/innen
4. Durchführung der geplanten Aktivitäten, Schulungen und Maßnahmen
5. Regelmäßiger Informationsaustausch und

			Kooperation zwischen den Standorten
			6. Öffentlichkeitsarbeit und Imageaufbau
			7. Ausbau des Networkings
			8. Regelmäßige Berichterstattung an die Geschäftsleitung
			9. Durchführung der verhaltensorientierten Maßnahmen
			10. Durchführung und kontinuierliche Überprüfung des Kommunikationskonzeptes
Monat 2-24		Evaluation-Monitoring	1. Regelmäßige Treffen des Steuergremiums
			2. Evaluation des Kommunikationskonzeptes
			3. Evaluation der Multiplikatorenschulung
			4. Evaluation der Aktivitäten,
			5. Evaluation der Netzwerkarbeit
			6. Evaluation der Vorträge
			7. Evaluation der Workshops
			8. Evaluation des Gesundheitstages
			9. Evaluation der Kosten
			10. Evaluation der psychischen Gesundheit der Mitarbeiter/innen

3. Kooperation mit der Personalabteilung

Die Referentin für Gesundheitsmanagement schlägt der Leiterin der Personalabteilung folgende drei Instrumente vor, mit denen Sie das Thema (psychische) Gesundheit implementieren möchte (vgl. Bathen, 2017, S.5).

- Regelmäßige Gesundheits-Checks und Vorsorgeuntersuchungen im Betrieb
- Kostenlose Gesundheitsaktivitäten für die Angestellten anbieten wie beispielsweise Entspannungsseminare, Achtsamkeitsschulungen, Meditationen, Stress- und Zeitmanagement
- Mitarbeiter/innengespräche, Intervision und Supervision bei psychischen Belastungen oder Stresssituationen ermöglichen und anbieten

4. Bonussysteme zur Verringerung des Krankenstandes

Die Gesundheitsmanagerin nimmt auf das Schreiben des Geschäftsführers „Bei Anwesenheit Bonus" wie folgt Stellung:

Die Angestellten sollen durch den Anwesenheitsbonus von 500 Euro dazu motiviert werden, dem Arbeitsplatz auch bei Krankheit nicht fern zu bleiben. Die 500 Euro werden dann pro Quartal in der Höhe von 125 Euro ausgezahlt. Bei einem Tag Arbeitsunfähigkeit erhält der Bedienstete/die Bedienstete pro Quartal 50 Euro. Ab dem zweiten Abwesenheitstag entfällt der Bonus (vgl. Bathen, 2017, S.6).

Dieses Bonussystem ist nicht gesundheitsfördernd und richtet sich gegen die Gesundheit der Mitarbeiter/innen. Bonuszahlungen in Verbindung mit Krankenstand finde ich aus den besagten Gründen nicht sinnvoll:

- Kranke Mitarbeiter/innen sind nicht so leistungsfähig und das Image des Betriebes und die Qualität der Produkte könnte dadurch sinken
- Kranke Mitarbeiter/innen können andere anstecken, sodass sich die Ausfälle häufen und der reibungslose und schnelle Ablauf des Arbeitsprozesses nicht mehr gewährleistet werden kann.
- Bei bereits kranken Mitarbeiter/innen könnte sich ihre Krankheit noch verschlimmern, wenn sie sich nicht schonen. Letztlich wäre es möglich, dass sie dann sogar noch länger fehlen. Außerdem könnten durch diese Situation der Überbelastung und Überforderung auch psychische Krankheiten oder Burnout hervorrufen werden.

5. Multiplikatoren im Unternehmen

Die Multiplikatoren sind „Gesundheitsbotschafter" und dazu beauftragt, für die Mitarbeiter/innen und die Führungskräfte Ansprechpartner/innen zu sein. Die

Gesundheitsmanagerin erarbeitet ein Grobkonzept zur Förderung der psychischen Gesundheit (vgl. Bathen, 2017, S.6).

Grobkonzept zur Förderung der psychischen Gesundheit

5.1. Vorrangiges Ziel des Konzeptes „Multiplikatoren im Betrieb"

Durch die Einbindung und Beteiligung von Multiplikatoren in gesundheitsbezogene Entscheidungen und Aktivitäten, wird über den Ansteckungseffekt das Ziel verfolgt, immer mehr Mitarbeiter/innen zu erreichen und zur Partizipation zu motivieren. Vorrangiges Ziel ist somit die Partizipation, die zur verstärkten Identifikation und Integration von immer mehr Mitgliedern führt. Die Aktivierung ermöglicht verstärkte Ressourcennutzung und schafft vermehrt Vertrauen und Akzeptanz.

5.2. Drei Vorteile von Multiplikatoren-Konzepten

Verstärkung der Motivation- Vorbildwirkung. Die Multiplikatoren/innen sind als „Zugpferde" zu sehen. Sie sind positiv eingestellt und motiviert. Durch Ihre positive Einstellung und Vorbildwirkung auf dem Arbeitsplatz können sie Innovationsprozesse einleiten, Motivation stärken, die Identifikation mit dem Betrieb fördern oder das Wohlbefinden und Arbeitsklima verbessern und steigern.

Ressourcennutzung: Die Ressourcen der Multiplikatoren/innen werden auf vielfache Weise genutzt. Einerseits bei den Schulungen im Betrieb, andererseits können Multiplikatoren auch noch andere Aufgaben zugewiesen werden wie die Arbeitsbereiche Personalführung und Organisationsentwicklung.

Bindeglied zwischen Führungsteam und Belegschaft: Die Multiplikatoren sind als Bindeglied im Unternehmen zu sehen. Sie bewegen sich auf allen betrieblichen Ebenen und können so beispielsweise zu einer Verbesserung der innerbetrieblichen Kommunikation beitragen, Konflikte ausräumen, Informationen weiterleiten, Bedarfs- und Bedürfnisanalysen durchführen oder die persönlichen Kontakte der Mitarbeiter/innen fördern und verstärken.

6. Betriebliches Eingliederungsmanagement

6.1. Gesetzliche Grundlage für das betriebliche Eingliederungsmanagement

Das betriebliche Eingliederungsmanagement ist im neunten Buch (Sozialgesetzbuch) verankert. Laut §84, Abs.2, ist es die Aufgabe des Arbeitgebers, den Arbeitsplatz eines Betroffenen zu erhalten, die Arbeitsunfähigkeit eines Angestellten zu überbrücken und gegen erneute Arbeitsunfähigkeit präventiv zu handeln (vgl. Uhle T.; Treier M. 2015, S.504).

In § 167 Absatz 2 des Sozialgesetzbuches (SGB IX) ist zudem festgelegt, dass alle Angestellten, die in einem Jahr länger als sechs Wochen ohne Unterbrechung arbeitsunfähig oder immer wieder arbeitsunfähig waren, vom Arbeitgeber ein BEM angeboten bekommen müssen. § 167 Absatz 2 SGB IX sieht auch vor, dass jeder Betrieb selber individuelle und angemessene Lösungen finden soll (vgl. Bundesministerium für Arbeit und Soziales).

6.2. Das betriebliche Eingliederungsmanagement bei Menschen mit psychischen Erkrankungen

Der Ansatzpunkt des betrieblichen Eingliederungsmanagement ist der Weg von der Arbeitsunfähigkeit hin zur Beschäftigungsfähigkeit sowie zur beruflichen Rehabilitation und Arbeitsfähigkeit. (vgl. Uhle T.; Treier M. 2015, S.37)

Bei psychisch erkrankten Menschen sind die Handlungsmöglichkeiten eines Arbeitgebers größer als bei anderen Erkrankungen:

- Bedarfs- und Bedürfnisanalyse: Über persönliche Gespräche oder durch Coaching können die Ursachen für die psychischen Probleme analysiert und reflektiert werden. In einem weiteren Schritt könnte der Arbeitgeber gemeinsam mit dem/der Betroffenen nach Lösungen suchen, wobei der/die Betroffene bei der Ausarbeitung der Veränderungen partizipiert und hierbei die personellen Ressourcen genutzt werden.
- Umsetzung der Maßnahmen- Interventionen: Durch Umstrukturierungen im Betrieb, beispielsweise durch kürzere Arbeitszeiten für den Angestellten, durch andere Aufgabenbereiche, durch Veränderungen der Räumlichkeiten oder durch Coaching, kann der Arbeitgeber maßgeblich dazu beitragen, dass das betriebliche Eingliederungsmanagement gelingt.
- Präventive Maßnahmen: Der Arbeitgeber könnte präventiv die beruflichen Belastungsmomente im Auge behalten oder eliminieren. Diese Belastungsmomente könnten sich in der Arbeitsaufgabe, in den sozialen Beziehungen, in den Arbeitsbedingungen oder in der Führung zeigen (vgl. Uhle T.; Treier M. 2015, S.144).
Außerdem könnte sich die Führungskraft präventiv mit dem E-Learning-Programm "psyGA" auseinandersetzen. Das Programm liefert praxisnahe Vorschläge wie Führungskräfte die Mitarbeitenden vor Stress und Überlastung schützen könnten und auch selber, durch gesundheitsgerechtes Führungsverhalten, psychisch gesund bleiben (vgl. Rimbach, 2017, S.28f).

7. Arbeit und Gesundheit

7.1. Zusammenhang Arbeit und Gesundheit

Die Gesundheitsmanagerin erklärt dem Abteilungsleiter für Organisationsentwicklung den Zusammenhang zwischen Arbeit und Gesundheit. Hierbei nennt sie jeweils zwei Stressoren und Ressourcen. Das Gespräch bezieht sich auf folgende Themenschwerpunkte: „Homeoffice- Regelungen", „Unternehmens- und Führungsleitbild" sowie „Kommunikation von Veränderungsprozessen" (vgl. Bathen, 2017, S.7).

Arbeit und Gesundheit stehen in Wechselwirkung zueinander. „Gesund durch die Arbeit und gesund in die Arbeit." (Uhle T.; Treier M. 2015, S.42) Die WHO definiert Gesundheit 1946 als einen Zustand des vollkommenen Wohlbefindens in körperlicher, sozialer und geistiger Hinsicht. Gesundheit ist nicht nur das Freisein von Gebrechen oder Krankheiten. Antonovsky hingegen definiert den salutogenetischen Begriff. Für ihn ist Gesundheit kein Zustand, sondern ein Prozess, ein Gesundheits-Krankheits-Kontinuum. Für Antonovsky erhält die Arbeit den Menschen dann gesund, wenn er in seiner Arbeit einen Sinn sieht, er bei Entscheidungen partizipieren kann, Transparenz gegeben ist, Belastung und Anforderung einander abwechseln und Spielräume möglich sind. Ebenso von Bedeutung sind soziale Unterstützung, ein klarer zeitlicher und organisatorischer Rahmen, Kooperations- und Lernmöglichkeiten sowie positive Herausforderungen, Wertschätzung und Anerkennung (vgl. Rimbach, 2017, S.30f).

Stressoren und Ressourcen im Betrieb

Stressoren

- Die Arbeitskollegen/innen könnten die „Homeoffice- Regelungen als ungerecht oder als Bevorzugung empfinden. Das Wohlbefinden auf dem Arbeitsplatz könnte dadurch leiden Es könnte sich daraus Mobbing oder Ausgrenzung entwickeln.
- Wenn die Führungskraft nicht einen „gesundheitsfördernden Führungsstil" ausübt und mit den Führungsaufgaben überfordert ist, kann sich dieser Stress auf die Belegschaft auswirken.

Ressourcen

- Die Mitarbeiter/innen partizipieren bei Organisationsentwicklungsprozessen, bringen ihre Vorschläge, Kompetenzen und Ressourcen ein. Entscheidungen werden transparent getroffen. Dadurch steigt die Motivation und Identifikation mit dem Betrieb.
- Durch flexible Arbeitszeiten und einen flexibler Arbeitsplatz kann mehr auf die Bedürfnisse der Angestellten eingegangen werden. Familie und Arbeit

können beispielsweise besser kombiniert werden, die Work-Life-Balance wird optimiert.

7.2. Networking

Um das Thema „Gesundheit im Betrieb" als Gesundheitsmanagerin gezielt umzusetzen, ist es förderlich, sich zu vernetzen, strategisch vorzugehen und gewisse Funktionen bzw. Positionen im Betrieb einzunehmen (vgl. Bathen, 2017, S.7).

Hierzu fünf Möglichkeiten:

- Regelmäßige Absprachen mit der Führungskraft (z.B. Eingliederungsmanagement, Datenerhebung, E-Learning „psyGA", Projektmanagement, Planung von gesundheitsförderlichen Maßnahmen im Betrieb, Bonussysteme usw.)
- Projektsteuergruppe „Gesundheit im Betrieb" initiieren (Mitglieder aus allen Ebenen des Betriebes) und als interne Referentin für den Bereich Gesundheit fungieren (Schulung von Multiplikatoren im Bereich Gesundheit usw.)
- Sicherheitsbeauftrage: Sicherheit und Gesundheit auf dem Arbeitsplatz gewährleisten
- Öffentlichkeits- und Netzwerkarbeit , Belegschaftsvertretung
- Vernetzung mit der Personalabteilung (Schulungen für Berufseinsteiger anbieten, Multiplikatorenausbildung)

Literaturverzeichnis

Bathen, St. (2017). Fallaufgabe „Betriebliches Gesundheitsmanagement". P-BEGES01. Fallaufgabe der APOLLON Hochschule für Gesundheitswirtschaft, Bremen

Bienert M. (2011). Betriebliches Gesundheitsmanagement auch in KMU. In: Seyfried B. (Hrsg.): Ältere Beschäftigte: Zu jung, um alt zu sein. Konzepte; Forschungsergebnisse; Instrumente. Bielefeld: Bertelsmann, S. 33-42.

Rimbach A. (2017). Einführung in das Betriebliche Gesundheitsmanagement, BEGEH01. Studienheft der APOLLON Hochschule, Bremen.

Rimbach A. (2017).Analyse und Planung im Betrieblichen Gesundheitsmanagement, BEGEH02. Studienheft der APOLLON Hochschule, Bremen.

Rimbach A. ; Wattendorff, F. (2011). Gemeinsam Lösungen finden. Die Arbeitssituationsanalyse als Baustein des Betrieblichen Gesundheitsmanagements. Im OP- Fachzeitschrift für OP-Pflege und OTA,1,(2), S. 83-86.

Bundesministerium für Arbeit und Soziales:
https://www.bmas.de/DE/Themen/Arbeitsschutz/Gesundheit-am-Arbeitsplatz/betriebliches-eingliederungsmanagement.html [Stand:2019-02-03]

Uhle T.; Treier M.(2015). Betriebliches Gesundheitsmanagement. Gesundheitsförderung in der Arbeitswelt-Mitarbeiter einbinden, Prozesse gestalten, Erfolge messen. 3. Auflage, Berlin Heidelberg. Springer.

BEI GRIN MACHT SICH IHR WISSEN BEZAHLT

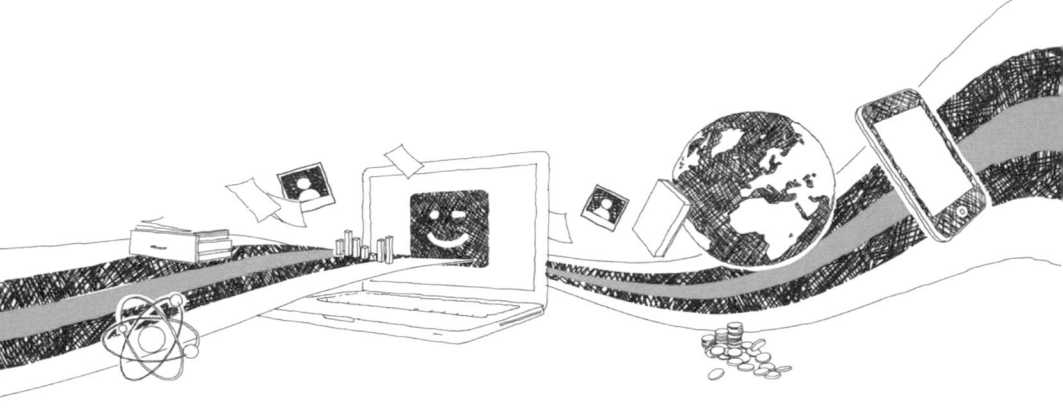

- Wir veröffentlichen Ihre Hausarbeit, Bachelor- und Masterarbeit

- Ihr eigenes eBook und Buch - weltweit in allen wichtigen Shops

- Verdienen Sie an jedem Verkauf

Jetzt bei www.GRIN.com hochladen und kostenlos publizieren

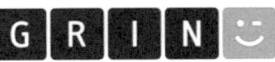